Toutes les astuces pour grossir

Un guide complet pour prendre du poids de manière saine et durable

Emilia Martin

<u>***Table des matières :***</u>

Introduction

Conclusion

Introduction

Bienvenue dans "Toutes les astuces pour grossir : Un guide complet pour prendre du poids de manière saine et durable". Si vous cherchez à augmenter votre poids de manière saine, vous avez pris la décision importante de prendre en main votre santé et votre bien-être. Ce livre est conçu pour vous fournir une collection d'astuces pratiques et faciles à suivre pour vous aider à atteindre vos objectifs de prise de poids de manière efficace et responsable.

La maigreur excessive peut avoir un impact sur votre santé et votre qualité de vie. Que vous cherchiez à prendre du poids pour des raisons de santé, pour améliorer votre confiance en vous ou pour atteindre des objectifs sportifs, ce guide vous fournira les connaissances et les stratégies nécessaires pour réussir.

Au cours des prochains chapitres, vous découvrirez une variété d'astuces spécifiques pour augmenter votre apport calorique, stimuler votre appétit, développer votre masse musculaire, et bien plus encore. Chaque astuce est présentée de manière concise sous forme de liste à puces, ce qui vous permettra de les intégrer facilement dans votre vie quotidienne.

Nous aborderons également des aspects essentiels tels que la gestion du stress, la planification de repas équilibrés et la façon de suivre vos progrès de manière efficace. Vous aurez accès à des témoignages inspirants de personnes qui ont réussi à atteindre leurs objectifs de prise de poids grâce à ces astuces.

Rappelez-vous que la prise de poids doit être abordée de manière réfléchie et équilibrée. Il est important de consulter un professionnel de la santé ou un nutritionniste avant d'entreprendre tout programme de prise de poids. Ce livre servira de guide pratique pour vous aider à prendre des décisions éclairées et à progresser vers un mode de vie plus sain et durable.

Que ce livre devienne votre ressource de confiance dans votre parcours vers une prise de poids réussie. Préparez-vous à découvrir une multitude d'astuces simples mais puissantes qui vous aideront à atteindre vos objectifs de manière saine et durable. Il est temps de commencer votre voyage vers une nouvelle version de vous-même.

Chapitre 1 : Astuces nutritionnelles

Conseils pour augmenter votre apport calorique quotidien :

- Mangez plus fréquemment : Optez pour 5 à 6 petits repas par jour au lieu de 3 gros repas.
- Ajoutez des sources de calories saines : Intégrez des aliments riches en calories comme les avocats, les noix et les graines dans vos repas.
- Ne sautez pas le petit déjeuner : Commencez la journée avec un petit déjeuner nutritif pour stimuler votre métabolisme.
- Optez pour des portions plus généreuses : Augmentez progressivement la quantité de nourriture que vous consommez à chaque repas.

Astuces pour choisir des aliments riches en nutriments :

- Priorisez les protéines maigres : Les viandes maigres, le poulet, le poisson et les légumineuses sont d'excellentes sources de protéines.
- Optez pour des glucides complexes : Les céréales complètes, les patates douces et le riz brun fournissent des glucides sains et énergétiques.

- Incluez des légumes et des fruits : Les légumes verts à feuilles, les carottes et les baies sont riches en nutriments essentiels.
- Choisissez des graisses saines : Les huiles d'olive, d'avocat et de noix sont d'excellentes sources de graisses bénéfiques pour la santé.

Idées de collations pour prendre du poids :

- Smoothies caloriques : Mélangez des fruits, des légumes, du yaourt et des protéines en poudre pour créer des smoothies riches en calories.
- Noix et fruits secs : Les amandes, les noix de cajou et les raisins secs sont d'excellentes collations riches en calories.
- Fromage et crackers : Associez du fromage à pâte dure à des crackers complets pour une collation savoureuse.
- Yaourt grec avec miel et fruits : Le yaourt grec est riche en protéines, ajoutez-y du miel et des fruits pour une collation délicieuse.

Ces astuces nutritionnelles vous aideront à augmenter votre apport calorique de manière équilibrée et à choisir des aliments qui favorisent la prise de poids tout en préservant votre santé.

Chapitre 2 : Astuces d'entraînement

Astuces pour développer la masse musculaire de manière progressive :

- Commencez légèrement : Si vous êtes débutant, commencez par des poids légers pour maîtriser la technique.
- Augmentez progressivement la résistance : Ajoutez du poids ou de la résistance à vos exercices à mesure que votre force augmente.
- Priorisez la forme correcte : Une technique appropriée est essentielle pour prévenir les blessures et maximiser la croissance musculaire.
- Variez vos exercices : Alternez entre les exercices pour solliciter différents groupes musculaires.

Exercices recommandés pour la prise de poids :

- Squats : Cet exercice engage de nombreux muscles, y compris les cuisses, les fessiers et le bas du dos.
- Soulevé de terre : Excellent pour le renforcement de l'ensemble du corps, en particulier le dos et les jambes.

- Bench press : Favorise le développement des muscles du haut du corps, y compris la poitrine, les épaules et les triceps.
- Pull-ups : Un exercice efficace pour renforcer le dos, les épaules et les bras.

Routine d'entraînement pour les débutants :

- Jour 1 - Entraînement des jambes :
    - Squats : 3 séries de 10 répétitions
    - Fentes : 3 séries de 12 répétitions (chaque jambe)
    - Extensions de jambes : 3 séries de 12 répétitions
- Jour 2 - Entraînement du haut du corps :
    - Bench press : 3 séries de 10 répétitions
    - Pull-ups (ou lat pull-downs) : 3 séries de 8 répétitions
    - Dips : 3 séries de 10 répétitions
- Jour 3 - Repos
- Jour 4 - Entraînement des jambes :
    - Soulevé de terre : 3 séries de 8 répétitions
    - Leg curls : 3 séries de 12 répétitions
    - Mollets debout : 3 séries de 15 répétitions
- Jour 5 - Entraînement du haut du corps :
    - Rowing avec barre : 3 séries de 10 répétitions

- o Dumbbell press incliné : 3 séries de 10 répétitions
  - o Biceps curls : 3 séries de 12 répétitions
- Jour 6 - Repos
- Jour 7 - Repos

Cette routine d'entraînement pour les débutants vous aidera à commencer à développer votre force et votre masse musculaire de manière progressive. N'oubliez pas de consulter un professionnel de la santé ou un entraîneur personnel pour personnaliser votre programme en fonction de vos besoins spécifiques.

Chapitre 3 : Astuces pour stimuler l'appétit

Astuces pour stimuler naturellement votre appétit :

- Mangez à des heures régulières : Établissez un horaire de repas fixe pour conditionner votre corps à avoir faim aux moments appropriés.
- Faites de l'exercice : L'activité physique régulière peut augmenter votre appétit.
- Restez hydraté : Buvez suffisamment d'eau tout au long de la journée pour éviter la confusion entre soif et faim.
- Évitez les repas trop copieux : Des repas excessivement volumineux peuvent réduire votre appétit pour le prochain repas.

Aliments et boissons à consommer pour augmenter l'appétit :

- Gingembre : Consommez du thé au gingembre ou ajoutez du gingembre frais à vos plats pour stimuler l'appétit.
- Aliments épicés : Les épices comme le piment de Cayenne peuvent augmenter la sensation de faim.

- Smoothies protéinés : Préparez des smoothies riches en protéines avec des fruits et du yaourt pour un apport calorique supplémentaire.
- Boissons à base de lactosérum : Les shakes de lactosérum sont riches en protéines et en calories.

Méthodes pour éviter la satiété précoce :

- Mangez lentement : Prenez votre temps pour savourer chaque bouchée, ce qui peut réduire la sensation de satiété précoce.
- Optez pour des collations nutritives : Choisissez des collations riches en protéines et en fibres pour vous sentir rassasié plus longtemps.
- Évitez les boissons gazeuses pendant les repas : Les boissons gazeuses peuvent provoquer une sensation de plénitude prématurée.
- Privilégiez les aliments faciles à digérer : Optez pour des aliments qui ne surchargent pas votre estomac, comme des soupes ou des purées.

Ces astuces vous aideront à stimuler naturellement votre appétit, à choisir les bons aliments et à éviter la satiété précoce, vous permettant ainsi d'augmenter votre apport calorique de manière plus efficace.

Chapitre 4 : Astuces de planification de repas

Conseils pour planifier des repas riches en calories :

- Priorisez les aliments denses en calories : Incluez des aliments riches en graisses saines, en protéines et en glucides complexes.
- Utilisez des sauces et des condiments : Ajoutez des sauces, des huiles d'olive, des noix et des graines pour augmenter la teneur en calories de vos plats.
- Préparez des repas équilibrés : Assurez-vous que chaque repas contienne une combinaison de protéines, de glucides et de graisses pour une nutrition optimale.
- Faites des collations entre les repas : Gardez des collations nutritives à portée de main pour éviter de sauter des repas.

Astuces pour manger régulièrement tout au long de la journée :

- Établissez un horaire de repas régulier : Essayez de manger à des heures fixes chaque jour.

- Programmez des rappels : Utilisez des alarmes ou des rappels sur votre téléphone pour vous rappeler de manger.
- Divisez vos repas : Si vous avez du mal à manger de grandes quantités à la fois, optez pour des repas plus petits et plus fréquents.
- Mangez avant de ressentir la faim : Anticipez la faim pour éviter de vous sentir rassasié trop tôt.

Planification de repas pour la semaine :

- Préparez une liste d'épicerie : Planifiez vos repas à l'avance et établissez une liste d'achats pour éviter les achats impulsifs.
- Cuisinez en lot : Préparez des repas en grande quantité et congelez des portions pour les jours où vous êtes pressé.
- Variez vos repas : Planifiez des repas différents pour éviter la monotonie et maintenir un appétit sain.
- Utilisez des applications de planification de repas : Des applications peuvent vous aider à créer des menus équilibrés et à suivre vos besoins caloriques.

Ces astuces de planification de repas vous permettront de créer un programme alimentaire adapté à vos besoins, de vous assurer de manger régulièrement tout au long de la journée et de prévoir

des repas riches en calories pour favoriser votre prise
de poids de manière efficace.

Chapitre 5 : Astuces de gestion du stress et du mental

Techniques de gestion du stress pour favoriser la prise de poids :

- Pratiquez la relaxation : Adoptez des techniques de relaxation telles que la méditation, la respiration profonde ou le yoga pour réduire le stress.
- Faites de l'exercice régulièrement : L'activité physique libère des endorphines, qui peuvent aider à gérer le stress.
- Identifiez les déclencheurs de stress : Identifiez les sources de stress dans votre vie et développez des stratégies pour les gérer.
- Trouvez du soutien : Parlez à des amis, à un thérapeute ou à un groupe de soutien pour partager vos préoccupations et obtenir du soutien émotionnel.

Astuces pour maintenir une attitude positive :

- Pratiquez la gratitude : Prenez l'habitude de noter chaque jour ce pour quoi vous êtes reconnaissant.

- Évitez la comparaison sociale : Ne vous comparez pas aux autres, concentrez-vous sur votre propre parcours.
- Soyez patient : La prise de poids peut prendre du temps, restez positif même face aux obstacles.
- Visualisez vos objectifs : Créez des images mentales positives de votre réussite future.

L'importance de la confiance en soi dans le processus de prise de poids :

- Identifiez vos réussites passées : Rappelez-vous des moments où vous avez surmonté des défis pour renforcer votre confiance en vous.
- Fixez des objectifs réalistes : Établissez des objectifs atteignables pour renforcer votre estime de vous.
- Entourez-vous de soutien : Passez du temps avec des personnes positives qui vous encouragent dans votre parcours.
- Affirmez-vous : Apprenez à dire non lorsque cela est nécessaire et à exprimer vos besoins.

Ces astuces de gestion du stress et du mental vous aideront à maintenir une attitude positive tout au long de votre parcours de prise de poids, renforçant ainsi votre confiance en vous et votre détermination à atteindre vos objectifs.

Chapitre 6 : Astuces de suivi et d'ajustement

Conseils pour suivre votre progression :

- Gardez un journal alimentaire : Notez ce que vous mangez, quand vous le mangez et comment vous vous sentez après chaque repas.
- Prenez des photos : Prenez des photos périodiques de votre corps pour visualiser les changements au fil du temps.
- Mesurez vos progrès : Utilisez des mesures objectives telles que votre poids, vos mensurations et votre composition corporelle.
- Tenez un journal d'entraînement : Enregistrez vos séances d'exercice pour suivre votre force et votre endurance.

Comment ajuster vos habitudes en fonction des résultats :

- Analysez vos données : Utilisez les informations collectées pour identifier les tendances et les domaines qui nécessitent des ajustements.
- Consultez un professionnel de la santé : Demandez l'avis d'un médecin ou d'un

nutritionniste pour évaluer vos progrès et ajuster votre plan si nécessaire.

- Modifiez vos apports en fonction des objectifs : Si votre poids stagne, augmentez progressivement votre apport calorique ou modifiez votre routine d'entraînement.
- Soyez flexible : Adaptez votre plan en fonction de votre vie quotidienne et de vos besoins changeants.

Gérer les plateaux de prise de poids :

- Restez patient : Les plateaux sont normaux, et la prise de poids peut ralentir à certains moments.
- Réévaluez vos objectifs : Peut-être que votre objectif initial doit être ajusté en fonction de votre progression.
- Variez votre alimentation et vos exercices : Introduisez de nouvelles stratégies pour stimuler votre métabolisme.
- Évitez la frustration : La persévérance est la clé du succès ; ne vous découragez pas en cas de stagnation.

En suivant ces astuces de suivi et d'ajustement, vous serez en mesure de surveiller votre progression de manière efficace, de faire les ajustements nécessaires à votre plan et de gérer les plateaux de prise de poids qui peuvent survenir en cours de route. Restez concentré sur vos objectifs et continuez à travailler pour les atteindre.

Chapitre 7 : Astuces au quotidien

Astuces pratiques pour augmenter votre apport calorique dans la vie quotidienne :

- Préparez des collations à emporter : Ayez toujours des collations riches en calories à portée de main, comme des noix ou des barres énergétiques.
- Utilisez des sauces et des garnitures : Ajoutez des sauces, des fromages ou des avocats à vos plats pour augmenter leur teneur en calories.
- Faites des smoothies : Préparez des smoothies riches en calories avec des fruits, des légumes, du yaourt et des protéines en poudre pour un apport calorique supplémentaire.
- Grignotez entre les repas : Si vous avez du mal à manger de grosses portions, essayez de grignoter régulièrement pour augmenter votre apport calorique global.

Conseils pour maintenir la régularité dans vos habitudes :

- Établissez un horaire : Mangez à des heures fixes chaque jour pour conditionner votre corps à s'attendre à des repas réguliers.

- Utilisez des rappels : Utilisez des rappels sur votre téléphone ou des alarmes pour vous souvenir de manger à temps.
- Planifiez vos repas : Prévoyez vos repas à l'avance et assurez-vous d'avoir toujours de la nourriture à disposition.
- Soyez flexible : Si vous manquez un repas, essayez de le récupérer plus tard dans la journée.

Astuces pour les repas à l'extérieur de chez vous :

- Choisissez des restaurants avec des options caloriques : Recherchez des restaurants qui proposent des plats riches en calories.
- Commandez des accompagnements : Optez pour des accompagnements supplémentaires comme des frites, des légumes ou du riz.
- Emportez des collations : Gardez des collations dans votre sac pour éviter de sauter des repas lorsque vous êtes en déplacement.
- Buvez des shakes protéinés : Les shakes protéinés sont faciles à emporter et peuvent être consommés en déplacement.

Ces astuces pratiques vous aideront à maintenir un apport calorique élevé au quotidien, à maintenir des habitudes alimentaires régulières et à gérer efficacement les repas lorsque vous êtes en dehors de chez vous. L'objectif est de rendre la prise de poids aussi pratique que possible dans votre vie quotidienne.

Conclusion

Dans ce guide "Toutes les astuces pour grossir : Un guide complet pour prendre du poids de manière saine et durable", nous avons exploré un éventail d'astuces pratiques pour vous aider à atteindre vos objectifs de prise de poids de manière efficace et responsable. Alors que nous clôturons ce voyage, voici une récapitulation des astuces clés qui vous aideront à maintenir une prise de poids saine à long terme :

- **Chapitre 1 : Astuces nutritionnelles**
  - Augmentez votre apport calorique progressivement.
  - Choisissez des aliments riches en nutriments.
  - Exploitez des idées de collations pour augmenter votre apport calorique.
- **Chapitre 2 : Astuces d'entraînement**
  - Développez la masse musculaire de manière progressive.
  - Intégrez des exercices recommandés pour la prise de poids.
  - Suivez une routine d'entraînement adaptée à votre niveau.
- **Chapitre 3 : Astuces pour stimuler l'appétit**
  - Utilisez des techniques naturelles pour stimuler votre appétit.

- ○ Consommez des aliments et des boissons pour augmenter l'appétit.
  - ○ Évitez la satiété précoce avec des méthodes appropriées.
- **Chapitre 4 : Astuces de planification de repas**
  - ○ Planifiez des repas riches en calories.
  - ○ Maintenez une régularité dans vos habitudes alimentaires.
  - ○ Organisez votre planification de repas sur une semaine.
- **Chapitre 5 : Astuces de gestion du stress et du mental**
  - ○ Utilisez des techniques de gestion du stress pour favoriser la prise de poids.
  - ○ Cultivez une attitude positive.
  - ○ Comprenez l'importance de la confiance en soi dans le processus de prise de poids.
- **Chapitre 6 : Astuces de suivi et d'ajustement**
  - ○ Suivez votre progression à l'aide de différents moyens.
  - ○ Ajustez vos habitudes en fonction des résultats.
  - ○ Gérez les plateaux de prise de poids avec patience et stratégie.
- **Chapitre 7 : Astuces au quotidien**

- Intégrez des astuces pratiques pour augmenter votre apport calorique dans la vie quotidienne.
  - Maintenez la régularité dans vos habitudes alimentaires.
  - Utilisez des astuces pour les repas à l'extérieur de chez vous.

Alors que vous avancez dans votre parcours de prise de poids, rappelez-vous que la clé du succès réside dans la persévérance, la patience et l'adaptabilité. La prise de poids saine et durable est un processus progressif, mais avec les astuces et les conseils appropriés, vous pouvez atteindre vos objectifs. Restez déterminé, entourez-vous de soutien et croyez en votre capacité à créer une version plus saine et plus heureuse de vous-même. Votre réussite vous attend au bout du chemin.

www.ingramcontent.com/pod-product-compliance
Lightning Source LLC
Chambersburg PA
CBHW071052260726
48660CB00008B/3187